ADDITION
A LA RECHERCHE
DE LA VERITÉ
DANS LA
MEDECINE.
OU INTRODUCTION
A LA
MEDECINE NATURELLE,

QUI apprend une Methode nouvelle de guérir, en traitant la Nature par la Nature même, & qui découvre un moyen sûr pour éviter le danger qu'il y a de se tromper dans cet Art, en donnant des Remedes qui ne manquent point, & qui du moins ne sçauroient jamais faire de mal.

Adressés à MONSIEUR BOURDELOT.

Par le Medecin F. A. D-GAGNON, *Sieur de Saintigni, Docteur de la Faculté de Montpellier.*

A PARIS,

Chez JEAN DE NULLE, ruë Saint Jacques, à l'Image Saint Pierre.

M. DC. XCVIII.

Avec Approbation & Privilege du Roy.

L'un & l'autre sont au Traité des Erreurs.

A MONSIEUR
BOURDELOT,
CONSEILLER DU ROY,
Medecin ordinaire de SA MA-
JESTE', & le premier de son
A. R. Madame la Duchesse de
Bourgogne, &c.

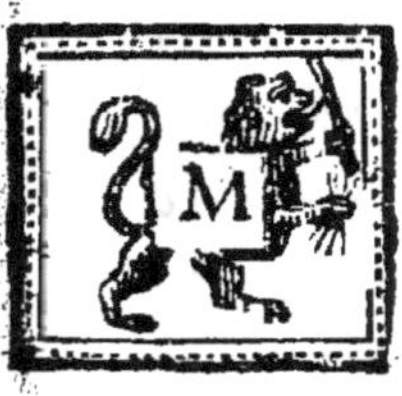ONSIEUR,

VOUS m'avés fait connoître que je
me devois pas me contenter, comme un Pir-
rhonien, de détruire les erreurs dans la
Medecine, mais qu'il falloit encore, pour
un plus grand bien du Public, que je tra-
vaillasse à en établir la verité par la dé-
couverte de quelques Remedes qui fussent
sûrs & innocens, dont cette science estoit
fort dépourvûë. J'en ay fait, MONSIEUR,
la recherche avec tout le soin possible,

côme vous l'avés souhaité, & tout ce qui en est venu à ma connoissance, j'ay pris la liberté de le renvoyer à vostre examen, ayant crû devoir moins me fier à ma propre raison & à toutes mes experiences, qu'aux lumieres de celuy que le plus éclairé de tous les Roys a bien voulu choisir pour son Medecin ordinaire, & pour prendre soin de la santé de son A. R. Madame la Duchesse de Bourgogne. Presentement, Monsieur, que vous m'avez fait l'honneur de les approuver avec mes autres Ouvrages, je ne fais plus de difficulté de les publier, & j'ose même esperer que cette approbation m'attirera celle de toutes les personnes qui m'auroient pû estre les plus opposées, puisque vous avés celle de toute la France. Ainsi vous serés, Monsieur, l'Auteur de mon repos, & j'auray à vous seul l'obligation de toutes les bonnes suites que j'en peux attendre ; mais aussi agrées, je vous supplie, une marque publique de ma reconnoissance que je vous en donne icy, en attendant que je puisse estre assés heureux pour vous faire connoître par de plus particulieres, que je suis avec tout le respect possible.

MONSIEUR,

Votre très humble & très-
obéïssant Serviteur
D. GAGNON DE SAINTIGNY.

INTRODUCTION

A LA MEDECINE NATURELLE

Qui apprend à guerir l'Homme
en traitant la Nature par
la Nature même.

J'AY fait voir en parlant des abus &
des erreurs qui se sont introduites
dans la Medecine, que quoique cette
Science soit parfaite dans ses principes
& sûre dans toutes ses Loix, elle étoit
neanmoins fort dangereuse dans les ap-
plications que l'on en peut faire, en ce
que de salutaire qu'elle est toûjours lorsqu'elle est pratiquée par un bon Medc-
cin. Elle devient pleine de risques &
souvent pernicieuse ou du moins inutile
entre les mains d'un mal habile.

Il s'agit presentement d'une chose de
la derniere consequence, qui est de voir
si dans le danger qu'il y a de se tromper
dans la Medecine par le mauvais choix
qu'on peut faire des Medecins, il n'y
auroit pas moyen d'y prescrire de certains remedes naturels, & de certaines
regles faciles avec lesquelles sans avoir
besoin d'aucune autre conduite & sans
danger d'aucune méprise, on pût être

A

assuré de tous ses secours dans les maladies principale & les plus ordinaires, car ce seroit là ce qu'on devroit appeller une Medecine veritable, naturelle, sûre & parfaite.

Et c'est à quoy après avoir travaillé avec tout le soin que l'importance de la chose le meritoit, je crois être parvenu avec quelque bon succés, comme j'espere le faire voir à tous ceux qui liront ce petit ouvrage.

Ceux qui malgré les funestes évenemens qui arrivent tous les jours dans l'usage qu'ils font de la méthode ordinaire de la médecine, la croyent neanmoins sûre préferablement à toute autre. Et ceux qui rebutés du peu de secours qu'ils y ont trouvé, soutiennent au contraire qu'il ne sçauroit y avoir de sûreté dans aucune méthode de Medecine. pourroient se revolter les uns comme les autres, contre celle que contient ce Livre, à la seule veüe de son Titre, sur la maniere hardie que j'y prens de promettre toute sorte de sûretés dans une Méthode de Medecine qui paroîtra nouvelle.

Il est donc necessaire que je les previenne, en les priant de suspendre leurs jugemens jusques à ce qu'ils ayent sçû mes raisons, persuadé que je suis qu'elles les feront d'abord en-

rrer dans mes fentimens . & j'ofe même dire que dés à prefent ils en conviennent en un fens, que la méthode que je
publie icy a paffé de tout tems & paffe
encore par tout pour la meilleure fans
qu'on s'en foit apperçû , & qu'il n'y a
en elle de la nouveauté qu'en ce que par
un aveuglement & un malheur étrange,
trés-peu de gens l'ont mife cy-devant en
pratique quoi qu'elle foit reconnuë uni-
verfellement pour la veritable.

N'eft-ce pas une verité que la raifon &
l'experience rendent èvidente à toutes
fortes de perfonnes, que la Medecine veritable je veux dire celle qui guerit àcoup
fûr par des remedes qui ne détruifent
point doit tout confifter en ces trois
chefs, à ôter du corps humain ce qu'il
peut y avoir de mauvais , à conferver ce
qu'il y a de bon, à reparer ce qui s'en détruit , parconfequent on ne fçauroit douter que quand on a rencontré des
moyens affurés pour remplir ces trois
fortes de devoirs on a trouvé la veritable Medecine.

Or toute la terre connoît tous ces
moyens com me veritablement exiftens,
puifque chacun fçait que la nature les
met elle même à tout moment en ufage
dans les perfonnes qui joüiffent d'une
bonne fanté fans d'autres fecours que
les fiens , & ainfi perfonne ne fçauroit

4

difconvenir qu'il n'y a qu'à apprendre de la Nature ce qu'elle fait pour la confervation du corps humain quand elle en fait l'Office toute feule, pour fçavoir (en l'aidant à fon imitation lorfqu'elle n'y fuffit pas) comment il faut pratiquer la veritable Medecine.

Que fi l'on me dit la deffus que pour imiter & fuivre la Nature il faut la connoître, que chacun n'eft pas capable de ces fortes de connoiffances, que c'eft juftement dans l'application que l'on peut faire bonne ou mauvaife de ces fortes de connoiffances qu'eft le danger de tomber dans l'erreur en la Medecine, & que par confequent ma méthode en feroit en cela toûjours auffi peu fûre que les autres.

Je peut facilement répondre à cette Objection, que quand l'application des principes generaux eft neceffaire, & que celle des remedes eft arbitraire, comme pour lors il s'agit de l'opinion & de la deliberation des hommes qui ne font point infaillibles, elle eft veritablement en ce cas fujette à l'erreur & dangereufes foit parceque l'on manque quelque fois de connoiffance comme il arrive aux faux Medecins, Chirurgiens, Apoticaires & à toutes les perfonnes qui fans fçavoir le fond de cette fcience ne laiffe pas de la pratiquer, foit que fouvent les

meilleurs Connoiſſeurs manquent d'attention, comme il arrive principalement dans les endroits où il y a grand
nombre de Malades à traitter ; Ou même parceque l'on n'a pas les penſées
juſtes toûjours preſentes à l'eſprit dans
les occaſions.

Mais il n'en eſt pas de même de la
méthode que je propoſe qui étant une
fois trouvée à la faveur des lumieres de la
ſcience, & pourvûque la maladie ſoit
tout à fait connuë, n'a pour eſtre appli-
quée utilement, plus beſoin d'aucunes
lumieres particulieres de la part de ceux
qui s'en veulent ſervir parce-qu'elle eſt
fondée tant ſur la nature qui eſt immua-
ble & qui fait toûjours d'une même
maniere tous les differens mouvemens
qu'elle ſe donne pour la conſervation &
le rétabliſſement du corps humain ; que
ſur la conformité qu'ont avec elle les
remedes avec leſquels elle agit toûjours
certainement & par une neceſſité de
proprieté dans les maladies où ils conviennent.

En ſorte que ſans avoir d'autres con-
noiſſances que celle de l'eſpece de la maladie, celle du remede & celle de la méthode qui eſt expliquée dans ce petit Ouvrage, l'on pourra ſans aucun danger
de s'y tromper, combatre les maladies
dont il fait mention, avec les moyens

faciles qu'il fournît, & avec affurance
qu'on en tirera tous les avantages qu'-
il promet.

Ainfi l'on voit évidemment que cette méthode eft encore plus propre que
d'autres pour les grandes villes & pour
les Hôpitaux ou la foule des malades empêche que les Medecins ne puiffent faire
fur chacun toute l'attention que demande
la Medecine ordinaire ,plus propre pour
la Campagne oû les Chirurgiens & autres perfonnes qui fe meflent de faire la
Medecine font fujettes à faire de grande
méprife, plus propre pour les Pauvres
honteux qui ont befoin de fe faire foulager par des remedes de peu de frais comme font ceux que je propofe , plus propre enfin pour la fûreté du Public.

Il n'eft donc plus queftion pour inf-
pirer de la confiance pour cette méthode que de la donner a connoître à tout
le monde & c'eft ce qu'il fera trés facile
de faire ; Puifque, comme il ne s'agit icy
que d'une Medecine naturelle, il n'eft
perfonne qui ne foit capable d'en juger
fainement , foit par l'experience que
chacun peut faire de la certitude & de
l'innocence de fes remedes , foit par l'é-
vidence de fes raifons qui la doit rendre
d'autant plus recommandable, qu'il eft
conftant que plus une Doctrine eft in-
telligible & fenfible plus elle eft con-

forme à la verité , & que moins elle
doit eftre fufpecte dans le monde.

D'où je dois tirer, auffi bien que le
Public, une grande fatisfaction , en ce
qu'étant certain , autant que je le fuis,
que je n'avance rien qui ne foit veritable,
& la preuve qui s'en doit faire giffant
en fait, je fuis par là entierement à cou-
vert de toute cenfure & de tout ce que la
jaloufie pourroit fufciter contre moy ,
tous les difcours du monde, & le credit
même ne pouvant rien contre la verité
qui eft mon principal foutien.

Une feule chofe pouvoit me faire de la
peine là deffus, que quelqu'un de ceux
qui ne trouveroient pas leur intereft dans
l'établiffement de l'ufage de ces remedes,
qui avec ce qu'ils font capables de grands
effets font innocens , de tres peu de frais
& fuffifent feuls fans le fecours des autres remedes ordinaires , ne vint à les
falfifier pour les decrediter.

Mais j'ay pourvû aux abus qui en pou-
voient arriver par la précaution que j'ay
prife (en donnant la fatisfaction à tout
le monde, de fçavoir quels font les fimples qui entrent dans la compofition de
ces mêmes remedes , de n'en confier la
préparation dans les commencemens
pour tout le Royaume)qu'à un feul Apoticaire de ma connoiffance particuliere,
dont on pourra prendre l'adreffe à Paris,

à l'Hoftel de Cruffol ruë de Richelieu, proche la Fontaine. D'autre cofté je ne dois pas craindre qu'on m'accufe pour cela de m'accorder avec luy pour aucun profit particulier que je pretende tirer de ces remedes, puifque je veux qu'ils foient vendus au prix coûtant pour la commodité du public, même on en fera la preparation gratuitement tant qu'il y aura de refte du fonds établit pour cette charité en faveur des Pauvres honteux pourveu que l'on apporte de Meffieurs les Curés un Certificat de leur indigence & que ce foient gens d'une qualité à ne pouvoir recourir aux charités des Hofpitaux & à celle des Paroiffes. Voicy l'ouverture de ces Remedes.

Moyen fûr pour ofter innocemment du corps humain ce qu'il y a de mauvais & fans la vertu d'aucun purgatif.

Avant que d'avoir mit cette nouvelle methode en pratique je peut dire que j'avois deja dans mes recherches trouvé plufieurs Secrets dans la Medecine dont on faifoit quelque eftime fans que j'en fuffe neanmoins tout à-fait content parce que je ne les trouvo's pas encor au point où je les defirois, les uns faifoient ceffer les maux d'une maniere fur-

prenante , mais ils n'en oftoient pas la
caufe d'où il arrivoit quelque fois des
rechutes ; Les autres en gueriffant à
fond n'oftoient la caufe nuifible qu'en
oftant quelque chofe à la nature , &
en luy nuifant , ou par l'irritation des
purgatifs ou par l'épuifement des Sai-
gnées & encore me trompois-je quelque fois ; en forte que pour procurer
un bien incertain j'eftois obligé de caufer
toûjours quelque mal certain.

Enfin rebuté de ces fortes de moyens
j'ay cru devoir m'appliquer à la recherche de quelques remedes naturels qui
puffent faire du bien fans faire de mal ,
& qui fuffent toûjours fuivis ou d'une
guerifon parfaite , ou du moins de quelque foulagement.

C'eft à quoy m'a beaucoup fervi ce
grand principe , que l'art ne peut eftre
parfait qu'autant qu'il imite la Nature &
que le Medecin ne la peut aider qu'en
fuivant fon penchant ; D'où j'ay tiré
cette confequence que pour trouver des
veritables moyens pour prévenir les maladies & en procurer la guerifon parfaite.
Il n'y avoit , comme j'ay deja dit , qu'à
faire attention à la maniere dont s'y
prend la nature quand elle en fait l'office toute feule.

C'eft auffi ce que j'ay fait & enfuite de toutes mes remarques j'ay trouvé

que la Nature (quand il eſtoit queſtion
de détruire dans le corps quelque maladie, où de la prevenir) faiſoit ordinai-
rement ſon Ouvrage, en excitant un
cours de ventre capable d'évacuer du
corps toutes les mauvaiſes humeurs ſans
que le corps en fut irrité, & ſans que
les forces ny l'appetit en fuſſent aucunement diminués, qui eſt la raiſon
pourquoy l'on appelle ces ſortes d'évacuations, des benefices de Nature.

C'eſt auſſi de cette maniere qu'il eſtoit
convenable qu'en gueriſſant les maladies
elle agit par un moyen oppoſé à celuy de leur formation. Car l'experience
nous fait remarquer tous les jours, &
l'Oracle de la Medecine nous l'à de même enſeigné, que les Fiévres, & par
conſequent toutes les maladies provenant d'humeurs, ſe formoient de ce
qu'il entroit dans le corps de nouveaux
alimens avant que les premiers fuſſent
deſcendus, d'où ſe faiſoit un amas où
ſe mettoit la corruption, & d'où provenoit toûjours quelque facheux mouvement.

Hippoc.
au 4. Liv.
des mala-
dies.

De là j'ay paſſé plus avant, & j'ay
recherché la raiſon pour laquelle la Nature ne procuroit pas toûjours égale-
ment ces benefices de ventre ; ni à chacun en particulier, ni aux mêmes perſonnes dans les mêmes occaſions ; per-

fuadé que j'etois qu'il feroit d'un avantage infini de découvrir cette raifon pour mieux juger de là, ce qu'il falloit que fuffent les Remedes, pour eftre capables d'aider la nature, quand feule elle ne fuffifoit pas pour la foulager.

Or comme l'experience m'avoit toûjours apris que ces benefices de Nature arrivoient quelque fois aux perfonnes les plus foibles & que quelques fois auffi les plus robuftes ne les avoient pas. Cela m'a fait connoîrre que ces mêmes benefices ne dependoient point prêcifement des forces feules du corps, quoy qu'elles y foient bien neceffaires ; Mais qu'il falloit que la Nature y trouva en même temps toutes fortes de bonnes difpofitions, ou du moins qu'elle n'y rencontra aucun obftacle (car d'elle même, quand rien ne l'empêche, elle eft toûjours prefte à bien faire) d'où j'ay conclud, que pour trouver les remedes que je cherchois, je ne devois pas me contenter de les compofer de fimples cordiaux qui puffent en animant la Nature luy donner la force de tenter l'évacuation, mais y ajoûter auffi ce qui feroit propre pour lever les obftacles qui pourroient s'y rencontrer.

Je n'en ay trouvé que deux capables d'empêcher la Nature de dégager feule le corps humain de toutes les mauvaifes

humeurs qui peuvent infecter celles qui
font neceffaires à fa vie. Le premier eft
lorfque les humeurs viciées ne font pas
affés coulantes. Le fecond eft, lors qu'é-
tant coulantes elles trouvent queique
embarras dans leurs paffages, ce qui
m'a convaincu, que pour procurer un
benefice de Nature quand elle feule ne
le pouvoit pas, le moyen fûr pour l'y
aider, étoit en la fortifiant de rendre les
humeurs coulantes par la fonte des matieres nuifibles & de faciliter leurs paffages par la netteté des conduits. Ainfi
en compofant des remedes qui étant cordiaux fuffent capables de fondre & fubti-
lifer les humeurs & toute enfemble de
déboucher & netoyer leurs paffages, j'ay
trouvé les veritables moyens de feparer
le pur de l'impur auffi innocemment
& auffi parfaitement que fi la Nature
y operoit d'elle même.

En quoy ces moyens, outre qu'ils
procurent fûrement le dégagement du
corps & la deftruction des caufes nuifibles, ont encore deux autres qualités
qu'on ne fçauroit affés eftimer; L'une
qu'étant convenables au corps humain,
bien loin de l'irriter aucunement comme font les purgatifs, ils ne fçauroient
ni l'offenfer, ni l'affoiblir, le fortifiant
au contraire à mefure qu'il s'en évacuë;
Et l'autre qu'ils ne fçauroient eftre pris
mal

mal à propos ou à contre temps, pourveu que l'on s'en ferve comme je le diray dans la fuite, parce que d'eux mêmes ils ne donnent occafion à aucun
mouvement forcé, & que la Nature
qui en demeure toûjours la maîtreffe,
n'en faît que ce qu'il en faut faire, fans
jamais s'y méprendre, comme le pourroient certains Medecins.

Mais ce n'étoit pas affés de trouver des
moyens naturels, par lefquels le corps
humain pût comme de luy même fe dé-
gâger de tout ce qu'il pourroit y avoir
de mauvais, il falloit encore propor-
tionner ces mêmes moyens à tous fes
befoins fuivant leurs differences (car la
Nature ne fait point toûjours dans
l'homme les mêmes mouvemens fur les
humeurs, & elle les y regle felon les
differens états où il fe rencontre.

Quand il ne s'agit que de la confervation de la fanté, elle ne fait autre chofe que precipiter dans les Inteftins la
craffe qui fe fait & les vents qui fe forment, des reftes de chaque digeftion
de l'eftomach, afin de le rendre, en le
confervant net, toûjours difpofé à bien
faire fes fonctions; & ce mouvement
qui eft infenfible ne fe connoît que par
une longue continuation de fanté laquelle ne pourroit autrement fubfif-
ter.

Si l'homme à befoin d'eftre préfer-
vé d'une maladie dont il fente les approches fans qu'il y ait encore rien
de declaré, alors pour l'empêcher de
tomber dans l'accident (fi elle le peut
feule, & qu'elle y trouve les difpofitions
neceffaires) Elle fait un mouvement plus
fenfible fur les humeurs nuifibles qui
fe feroient amaffées peu à peu dans le
fond de l'eftomach & elle les precipite
dans les parties inferieures affés puif-
famment pour en procurer l'écoulement
au dehors.

Quand la maladie eft formée, il faut
que dans cette occafion elle faffe encore
de plus grands efforts & qu'elle s'agite
plus confiderablement pour exciter les
crifes qui paroiffent pour lors.

C'eft à caufe de ces trois differens
mouvemens, qu'afin qu'on s'acommoda
mieux à chaque mouvement de la Nature & qu'on l'imita plus parfaitement
j'ay jugé qu'il falloit l'aider par de dif-
rens moyens naturels felon les differens états, où le corps humain fe peut
rencontrer.

Ce n'eft pas que tous ces moyens ne
foient d'une même nature, en ce que tous
fortifient le corps fans l'échauffer, tous
débouchent fûrement les paffages, tous
rendent coulantes les humeurs & la
nature fe peut accommoder de chacun

d'eux suivant les cas où ils sont propres pour avoir une meilleure disposition à son action, quand seule elle ne la peut faire ; Mais il est évident que comme suivant les differens états où je viens de faire voir que peut se trouver le corps humain, il est necessaire que la Nature fasse des mouvemens, tantost moins sensibles, & tantost plus violens; Il est de même certain que pour pouvoir ayder la Nature dans ces differens mouvemens, il faut que parmy ces moyens il y en aît qui donnent lieu à une plus forte action, & d'autres à une plus foible.

Ainsi je dois proposer pour la santé deux sortes de moyens naturels, l'un insensible comme est l'Osseli pour la conservation de la santé dont l'on peut faire un usage ordinaire, l'autre sensible comme est le purifiant d'Halyabas, que l'on doit prendre deux fois seulement par précaution, & tous les jours, ou de deux jours l'un dans la maladie jusqu'à ce qu'elle soit terminée.

L'Usage de L'Ossli, pour la conservation de la santé de l'homme. Et pour la reparation de ce qui s'en détruit.

L'Osseli, est une Liqueur, qui à ce nom par ce qu'elle a quelque odeur de l'œillet

Elle se fait avec le plus petit Calamus Aromatique, & l'écorce du petit Cinamme dont on tire l'esprit dans de l'eau commune, & avec ce même esprit on prend leur teinture, à laquelle on adjoute du sel de fébves.

Ces sels fondent les humeurs, le petit Cinamme débouche insensiblement & le plus petit Calamus Aromatique fortifie sans échauffer, qui est une qualité que n'ont pas d'autres Aromates, lesquels échauffent, en ce qu'étant acres de leur nature, ils dominent sur la chaleur naturelle, comme font la Sauge, le Romarin, l'absinte & leurs semblables, au lieu que, celuy-cy étant fort doux, la Nature se l'approprie & il ne s'en fait qu'une augmentation de chaleur qui demeure toûjours naturelle.

Cette Composition m'a d'abord plû, tant par elle même qu'à raison de ses bons effets. Je m'en suis servi dans une langueur où l'on à veu que j'étois reduis depuis plusieurs années avant qu'elle eut été inventée, & par le seul usage que j'en ay fait, j'ay recouvert ma premiere santé, qui est une preuve évidente de la verité des proprietés que je viens de luy attribuer.

Bien d'autres que moy, des personnes d'étude & de grande application, d'autres de foible complexion, ou affoiblies par les débauches, par les fatigues, par les veilles, par les jeunes, par les maladies, par l'âge, lesquelles en font un usage ordinaire, s'en trouvent si bien que je suis persuadé que toutes celles qui s'en serviront, en auront de la satisfaction.

On prend cette Liqueur plus utilement, où le matin à jeun, ou le soir au lieu du souper (comme le doivent pratiquer ceux qui ne sont pas dans leur état naturel) il faut observer que quand on la prend au lieu du souper, il est à propos de s'en faire trois prises, chacune à demi quart d'heure l'une de l'autre. L'usage en est si commode que la prise dans la quantité que je là va marquer presentement ne sçauroit revenir qu'à un sol.

L'Osseli n'est pas seulement propre pour precipiter dans les Intestins les vents & la crasse, qui se forment dans le fond de l'estomach, mais aussi pour reparer la perte continuelle que le corps fait de ses esprits, car si l'homme ne sçauroit prolonger ses jours à cause qu'ils sont limités par celuy qui l'a fait, il peut dumoins par cette reparation soûtenir le cours naturel de la vie & voici par quels moyens cela se peut faire.

Pour reparer la perte des esprits, il faut necessairement que la reparation s'en fasse par d'autres esprits qui soient d'une nature conforme à la leur ? autrement ce qui se doit reparer, ou ne se repareroit pas, ou par une longue suite de reparation changeroit luy même de Nature & prendroit celle de ce qui l'auroit reparé. Ainsi ce n'est point assés que de fournir au corps humain des esprits pour pouvoir servir à sa reparation, il faut encore que ces esprits conviennent à sa Nature, & à son Goust.

Les esprits de Sauge, de Romarin, d'Absinte, & d'autres semblables plantes peuvent veritablement faire du bien à l'homme en produisant quelques bons effets sur ses humeurs, mais ils ne sçauroient le reparer, s'ils repugnent à son goust naturel, lors que principalement leurs qualités acres, ameres, ou acides le peuvent blesser par de mauvaises impressions, comme il arrive quand dans son estomach il ne se rencontre pas des mauvaises humeurs qui le puissent deffendre des pointes de ces esprits, qui est la raison pourquoy leur usage pouvant faire du bien à ceux qui se portent mal en consumant leurs humeurs superfluës est capable de nuire à ceux qui se portent bien en offensant le corps & en l'échauffant immoderement.

Les esprits de L'Osseli au contraire quoyque penétrans sont doux dans leur penétration, amis de l'homme, & d'un gouſt qui peut revenir à toutes ſortes de perſonnes. L'on le rend plus conforme à la Nature humaine, en le meſlant avec de l'eau, parce que l'eſprit avec l'eau fait une chaleur naturelle, comme l'eau avec l'eſprit fait un humide radical & alimentaire. Et afin que cette Liqueur ſoit plûtoſt & plus ſurement portée dans les vaiſſeaux du ſang pour en reparer les eſprits, je conſeille à tous ceux qui voudront en faire uſage, de faire prendre à l'eau qu'ils y meſleront, une teinture de pain, laquelle même ne contribuera pas peu à rendre cette Liqueur plus delicieuſe à boire, qu'aucune de celles qui ont jamais été inventées.

Ce qu'il faut donc obſerver pour uſer bien agréablement de l'Oſſeli, C'eſt d'avoir un peu de croute de pain bien bruſlée & l'éteindre dans de l'eau, en ſorte qu'elle en ſoit bien rouſſie. De cette eau bien ſeparée de ſon marc, prendre pour chaque priſe la meſure de quatre bonnes cuillerées, avec une autre petite meſure raze de trois gros de ſucre en poudre ; mettre cela ſur le feu, & le ſucre étant bien fondu, verſer le tout d'abord qu'il ſera bien chaud dans une taſſe où l'on aura mit plein une petite meſure tenant la quatriéme partie d'une petite cuillerée à Caffé, qui font 25 à 30 goutes d'Offeli & l'avaler avant qu'il foit refroidi.

L'Ufage du purifiant d'ALY ABAS, Contre diverfes Maladies.

La compofition de cet Opiat qu'on peut appeller le veritable purifiant à été commencée par Haly Abas célébre Medecin Arâbe & perfectionnée de Noftre temps. Elle fe fait avec La Gentiane, la Mirre, l'Ariftoloche, le Safran, le Folium Oriental, L'herbe à la Cloche, les principaux Aperitifs, & un peu d'or fulminant, lequel à une vertu finguliere pour la purification du fang, le tout mélangé fuivant l'efpece de la maladie & mit en confiftance d'extrait, dont la dofe doit eftre d'un gros à un gros & demi fuivant que l'on eft plus ou moins libre du ventre naturellement. il ne revient qu'à 12 fols la prife.

Si le Mercure à quelque pouvoir fur la malignités des humeurs dans les maux Venereins, ce n'eft qu'à raifon des particules d'or qu'il contient, le refte n'eftant qu'une efpece de Poifon.

Le temps le plus propre pour le prendre eft, où le matin à jeun en reftant fix heures enfuite dans le lit pour pouvoir le refte de la journée aller vaquer à fes affaires, fi le mal le permet; Où bien à cinq heures du foir aprés avoir fait ce qu'on avoit à faire, pourveu que l'on fe foit auparavant précautionné par dîner fur les 9 heures du matin médiocrement & au lieu du fouper qu'-

on prenne un Boüillon trois heures a-
prés le remede, & aprés trois autres
heures une foupe. Car on doit, fur tout
dans le temps de l'operation du remede, n'ufer de rien qui ne foit bon &
prendre peu, afin que d'un cofté foûte-
nant la Nature, & de l'autre la laiffant
fans embarras, on luy donne & de la
force & de la liberté tout enfemble pour
mieux faire fon action. Ce qu'il faut
principalement entendre, pour quand on
ufe de ce purifiant feulement par befoin
de purgation & d'évacuation.

A l'égard de la boiffon; la plus naturelle
eft celle de l'eau pure avec du vin fuivant la coûtume & la neceffité d'un
chacun, fi l'on le peut fouffrir; Mais en
tout (pour les raifons que je diray fur
la fin de ce petit Traité en donnant mes
avis importans) il ne faut boire au plus
que la quantité d'une pinte tant eau que
vin en 24 heures, & s'en priver la nuit
autant qu'il fera poffible, reglant les intervalles, & ne buvant jamais coup fur
coup, ce qu'il eft expedient d'obferver
exactement dans les fiévres comme dans
tous les autres états où l'on uferoit de
ce remede.

L'on peut en même temps ufer auffi
de l'Offeli pour avancer plutoft la guérifon.

Ce purifiant n'étant compofé d'au-

cune drogue qui dans fa dofe ait la force de purger, comme l'on en peut juger par fa compofition. Il eft aifé de
reconnoître qu'il ne procure aucune évacuation qu'en fortifiant le corps, en
débouchant les paffages, & en difpofant
les humeurs, donnant lieu par ce moyen
à la Nature de les faire comme d'elle
même, quand feule elle n'y fuffit pas, qui
eft tout ce que je pretendois dans la recherche que j'ay faite de ce remede.

J'ay encore fait deux autres remarques qui prouvent bien que ce remede
eft fuivi de tous les bons effets auf-
quels il contribuë, fans qu'il y contrai-
gne la Nature, comme font les purgatifs.

La premiere, eft que le temps des
évacuations qui le fuivent n'eft point
reglé, & qu'elles n'arrivent pas
toûjours à tout le monde, ny à la même perfonne, d'une même maniere; En-
forte que quelquefois elles fe font plus
promptement & plus copieufement,
d'autrefois elles retardent & fe font en
moindre quantité, quelquefois auffi il
ne s'en fait point du tout. Mais il eft
important d'obferver, qu'en ce cas, s'il
furvient quelque mouvement d'une maladie qui feroit prefte à fe declarer, comme ce feroit un figne évident que la caufe
feroit trop forte pour devoir ceder à un

remede innocent, il faudroit le conti-
nuer & même en augmenter la dose, se
donnant bien de garde qu'en tentant
l'évacuation des humeurs par d'autres
voyes que par celles où la Nature auroit
esté disposée par ce remede, l'on ne
fasse passer dans le cœur toutes les impuretés qui devoient passer par les selles,
comme il pourroit arriver par l'impru-
dence & l'ignorance de quelque Medecin qui ne suivroit qu'une même routi-
ne. Cette inégalité d'operation dans l'u-
sage de ce Remede est une preuve con-
vaincante de son innocence, & qu'il
n'est suivi d'aucune action que selon que
les humeurs y sont mieux ou moins bien
disposées pour l'évacuation ; Au lieu
qu'un purgatif prît en une même dose
est toûjours suivi d'une action d'une
même Nature, dût-il corrompre de
bonnes humeurs, s'il n'y en avoit point
de mauvaises, parce qu'il n'agit que par
irritation.

Une autre remarque qui fait bien voir
sensiblement que ce Remede ne contribuë à l'évacuation, que d'une maniere
innocente, & qu'elle ne se fait que par
la direction seule de la Nature à laquelle il donne seulement occasion,
c'est que jamais il n'affoiblit & qu'au-
contraire, plus il en arrive d'évacuation,
plus le corps en a de forces & plus on
en sent de soulagement.

Quelque innocent que soit ce Purifiant, il ne faudroit pas neanmoins s'i-
maginer que jamais l'on n'en dût reffen-
tir le moindre mouvement dans l'operation. Il eft vray qu'il fera toûjours
moins violent que ne feroit celuy d'un
purgatif en pareille occafion. Mais auffi
ne feroit-il pas jufte d'exiger que l'évacuation qui s'enfuivra, fe fit plus dou-
cement, que fi elle provenoit de la Nature feule, laquelle peine dans ces fortes de cas beaucoup plus une fois que
d'autres : Ce qui n'arrive que par ce
qu'elle rencontre tantoft plus & tantoft
moins de difpofition à l'évacuation, ainfi en eft-il de l'action qui fuit l'ufage
de ce Remede.

Lorfqu'il y a moins d'embarras dans
le corps de ceux qui le prennent & que
les humenrs y font nouvellement cor-
rompuës, il eft naturel que l'évacuation s'en faffe plus promptement &
plus facillement, fi au contraire les humeurs viciées eftoient rebelles, recuites,
ou trop copieufes, il eft certain qu'aucune ne fuivroit la premiere prife, ou
qu'elle en feroit plus tardive, & plus
difficile ; Mais pour lors bien loin d'en
moins eftimer, & d'en abandonner pour
cela l'ufage du Remede, il faudroit y
perfeverer avec confiance jufques à une
guérifon parfaite fur l'affurance qu'on
en

en peut avoir aprés tant d'experience qu'on en a dans le monde , & aprés des approbations les plus authentiques qu'il a merité par tant de bons effets qui parlent pour luy.

Il ne faut pas croire auffi , quelque excellent qu'il foit , qu'il doive paffer pour un Remede univerfel , & qu'il puiffe guérir de toutes fortes de maladies. Car ne contribuant (comme j'ay dit) à la fanté du corps , qu'en évacuant fes impuretés , par la liberté qu'il procure à leurs paffages ; il eft évident qu'il ne peut eftre propre que contre les maladies qui proviennent d'obftruction & d'humeurs viciées arrétées dans quelques-uns des paffages.

Ainfi certainement il n'auroit pas un pareil fuccés dans les maladies qui proviendroient du mauvais état des organes ou des parties nobles , comme font la Phtifie & l'Hydropifie formée , ou qui refideroient hors des voyes de l'évacuation , comme font la Pleurefie , la Phrenefie , & tous les Abfcez contenus dans des poches , ou qui enfin quoy-que dans les voyes de l'évacuation ne feroient pas humorales, comme font la Pierre & la Gravelle.

A l'égard de cette derniere efpece de maladie , il y a long tems que je m'appilque à la recherche d'un diffolvant veritable & naturel, capable de reduire la Pierre ou en glaire ou en gravier. Je crois y avoir deja fort avancé, je n'en suis pas pourtant encore venu à bout, mais peut-être que j'aurois deja procuré ce grand avantage au Public, si j'avois bien eu tous les moyens qui me sont neccessaires pour en faire toutes les épreuves.

Pour ce qui regarde toutes les autres maladies qui provenant d'humeurs sont dans les voyes de l'évacuation, comme sont la Fiévre lente, les malignes, les continuës, les intermittentes, la jauniffe, les pafles couleurs, les suppreffions du cours du Sexe, les maux de langueurs, tous les cours de ventre, le dégoût, l'embarras d'eftomach, & toutes les maladies de repletion ou de corruption, sans excepter celle que la bienseance ne permet pas de nommer ; Ce Remede dans tous ces cas ne manque point, pourvû que dans les personnes qui le prennent la Nature ne soit pas presque tout à fait éteinte.

J'en pourrois citer une infinité de témoins, si je ne craignois que l'on ne prit pour une oftentation particuliere ce qui doit seulement servir à faire foy pour le bien du Public : c'est pourquoy je me contenteray de citer à la marge un feul exemple pour chaque eas , & je m'arréteray pour le choix que j'en veux faire , précifément au merite des Cures qui ont efté faites par l'ufage de ce Remede , foit qu'elles concernent des perfonnes de qualité ou d'autres de moindre confideration.

Mais pour pouvoir tirer de ce Remede les mêmes avantages dont tant de gens ont profité , il eft neceffaire non-feulement qu'il foit compofé fidellement , mais auffi qu'il foit exactement pratiqué avec le regime convenable pour chaque maladie en particulier , comme je vas le marquer prefentement , car pour la methode generale de le prendre , je l'ay deja expliquée cy-devant.

L'ufage du Remede purifiant , avec le regime qu'il y faut obferver pour guerir de toutes fortes de Fiévres.

L'on doit prendre ce Remede en la maniere que j'ay dit cy deffus, ou le matin , ou dans le tems qu'il y a moins de Fiévre, & tous les jours, ou de deux jours l'un , fuivant les forces & l'operation , le continuant jufqu'à une guérifon parfaite.

Durant tout le cours de la maladie ,

28

s'humecter d'heure & demie en heure
& demie, tantôt avec du boüillon qui
soit bien nourrissant, tantôt avec de
la boisson alternativement. Il ne faut de
l'un ny de l'autre que neuf bonnes
cuillerées à la fois, & ne plus rien
prendre du tout, depuis les onze heures
du soir, jusqu'à cinq du matin, estant
à propos de donner ce tems à la Nature pour achever la digestion des alimens & des humeurs.

S'il y a de la foiblesse dans la personne malade, elle peut dans ce même tems user de quelques Cordiaux, &
prendre dans le jour quelquefois un
œuf frais au lieu de boüillon, avec un
peu de vin & d'eau pardessus.

Par ce moyen la fiévre lente la plus
inveterée, a cessé en moins de douze
jours.

La fiévre continuë, quand elle seroit
accompagnée de fâcheux accidens, peut
estre terminée au plus tard dans 7. jours,
quelquefois en quatre & d'autre fois
en trois.

La fiévre double tierce la plus violen-
te a cedé aprés six accez, souvent même
elle n'a pas passé le deuxiéme.

La fiévre tierce, même de plus d'une
année, & toûjours d'une égale force,
a passé en moins de dix jours, quoy qu'un
long usage du Kinkina y eut esté inutile.

La fiévre quarte, & même la triple quarte inveterée de plusieurs années, & accompagnée d'une hidropisie de poitrine & d'un crachement de sang, a finit en moins de trois semaines.

Pour guérir de toutes sortes de cours de ventre, qui ne sont pas des benefices de nature, c'est à dire qui ont passé le septiéme jour.

Ufer du purifiant de deux jour l'un feulement. Ne vivre que d'œufs frais & de boüillons bien nourriffants fans manger de pain ny autre chofe, prenant de la nourriture de trois en trois heures; & quoy que la foif accompagne toûjours cette efpece de maladie, fe retrancher le plus que l'on pourra fur la boiffon, parce que de foy elle lâche le ventre. Neantmoins il y auroit moins de rifque à boire du bon vin fucré, dans lequel on auroit étein: de l'acier rougi, & que l'on auroit temperé enfuite avec un peu de tifane de renoüée.

Prendre tous les foirs avant que de dormir, le poids d'un gros de theria que Teffaron démeflé dans un peu de cette mefme boiffon.

Si la perfonne eftoit fort affoiblie, il feroit bon de bien démêler une bonne cuilleréede fucre en poudre fine avec un jaune d'œuf trés-frais dont on auroît ofté la pellicule, y démêler enfuite peu à peu quatre cuillerées de trés-bonne eau Rofe, & enfin une bonne cuillerée d'efprit de vin pour donner au tout quelque coction; & prendre cela en fix differens tems dans la journée.

Avec ce regime, ce purifiant à guéri des femmes en couche dont le devoyement eftoit fort violent, quoy que confumées en même temps par une fiévre ardente elles en euffent déja perdu la connoiffance & même la veuë.

D'autres en ont efté guéris en moins de dix jours quoy que leur devoyement ou leur diffenterie fût inveterée, & que l'ufage de l'hypecucuana réïteré plufieurs fois leur eût efté inutile.

Me d'Uffé de Valentinay Fille de Monf. de Vauban.

Pour le Dévoyement. M. le Vaillant Avocat en Parlement.
Pour la Diffenterie le fils de Me d'Argilly.

Pour guérir de toutes les autres maladies humorales rapportées cy-deffus, excepté celle qu'il n'eft pas permis de nommer, dont je marqueray ailleurs la Methode du traitement, lequel ne revient qu'à quatre écus.

Faire ufage du Purifiant, de la même maniere & avec le même régime que j'ay prefcrit pour les fiévres, fi ce n'eſt que lorſqu'on eſt ſans fiévre, l'on peut deux ou trois fois le jour prendre de la ſoupe, au lieu de boüillon.

Par ce moyen j'ay veu guérir en peu de jours quantité de perſonnes accablées de langueur dans la jauniſſe, qui n'a-voient pû trouver du ſecours dans d'au-tres remedes. *Un dome-ſtique de M. The-venin.*

Qui même eſtoient enflées avec fiévre continuë. *Me deBre-tonvilliers d'Arbon.*

Il n'y a pas eu une ſeule fille de tou-tes celles qui s'en ſont ſervi pour les paſles-couleurs, qui ait paſſé quinze jours ſans en avoir eſté guérie parfai-tement. *Mlle Ga-deau chez Mademoiſ. Bourdé.*

Comment on doit ſe conduire d'abord que la maladie eſt finie.

Il faut icy bien obſerver que quoique la maladie ſoit finie, l'on ne doit pas, à moins que de s'expoſer à une prompte rechute, retourner incontinent à ſa ma-niere ordinaire de vivre; mais la repren-dre peu à peu, pour r'accoûtumer douce-ment l'eſtomac à la digeſtion; car plus les Convaleſcens ſont affamés, moins ils doivent manger; & leur appetit qui eſt une marque évidente du beſoin qu'ils ont de ſe reparer, eſt en même temps un ſi-gne certain de l'épuiſement de leurs forces, & que par conſequent il ne leur

en reſte pas beaucoup pour pouvoir beaucoup digerer.

Les moyens propres pour prévenir les Maladies.

Contre les maladies dont on ſent les approches, ou auſquelles on ſe con-noît ſujet, l'on doit ſe précautionner par les mêmes moyens dont il faut ſe ſervir pour en guérir ; ces deux états eſtant d'une même nature, & n'y ayant entr'eux deux de difference, que du plus au moins, & en ce que quand la ma-ladie n'eſt pas encore déclarée, il eſt facile d'en diſſiper la cauſe eſſentielle, au lieu que la maladie eſtant formée, elle tient davantage, & que pour lors il y a plus de difficulté à la détruire.

Comment on peut conſerver dans le Corps humain ce qu'il y a de bon, en empêchant le ſang, par des moyens innocens, de ſortir de ſes vaiſſeaux.

Aprés avoir indiqué les moyens na-turels par leſquels le corps humain peut & ſe purifier ſans le ſecours d'aucun purgatif de tout ce qu'il pourroit con-tenir de mauvais, & ſe réparer autant

parfaitement qu'il eſt poſſible ; il faut
pour m'acquitter entiérement de ma
promeſſe, que je donne les moyens par
leſquels il peut, comme de luy-même,
conſerver ce qu'il y a de bon, je veux
dire ſon ſang, & que je faſſe voir la
ſûreté de ces mêmes moyens, en dé-
couvrant comment ils ont eſté pris ſur
ceux dont la Nature ſe ſert elle-même,
quand ſeule elle y ſuffit.

Il eſt conſtant que le ſang eſt le thre-
for de la vie, & ce qui ſert à conſerver & reparer l'eſprit qui le vivifie ;
par conſequent l'on ne ſçauroit raiſon-
nablement douter, que quand la Nature
le perd, ce ne ſoit toûjours malgré elle,
& que ſi le ſang n'eſtoit contraint de
ſortir de ſes vaiſſeaux par une cauſe
étrangere, il y demeureroit toûjours
paiſible, comme y eſtant deſtiné pour
ſervir à toutes les fonctions & actions
de l'homme.

Sur ce principe ayant ſoigneuſement
recherché qu'eſt ce qui pourroit con-
traindre le ſang de quitter ſon domi-
cile, lorſque, comme je l'entens, au
lieu d'en ſortir par la rupture des vaiſſeaux cauſée par quelque effort de la
perſonne, ou par quelque violence du
dehors, ce ſeroit ſeulement par leur
propre plenitude, qui en les preſſant
& les dilatant, ouvriroit quelqu'une

de leurs embouchures : J'ay examiné si dans ce cas ce ne pourroit point eftre la trop grande quantité de fang ; mais comme j'ay remarqué que l'hœmorhagie arrivoit fouvent à des perfonnes qui n'avoient que tres peu de fang , & que les Hidropiques mêmes n'en eftoient point exempts, cela m'a convaincu que la caufe effentielle de l'Hœmorhagie ne confiftoit pas dans la trop grande quantité de fang.

Et reconnoiffant d'ailleurs à vûë d'œil , qu'avec le fang il n'y a dans fes vaiffeaux que fa ferofité , je n'ay pas eu de peine à conclure qu'il n'y pouvoit avoir que cette même ferofité qui fut la veritable caufe de ces fortes d'Hœmorhagies : il eft même conftant que la Nature ne les previent que par quelque évacuation de cette ferofité , & ce ne peut eftre que par cette raifon que les perfonnes qui fuent ou qui urinent beaucoup ne font pas fujettes aux Hœmorhagies.

C'eft ce qui m'a fait juger que fi je fourniffois à la Nature (fuivant en cela fon exemple) un moyen pour vuider la trop grande quantité de la ferofité du fang , ou par la voye des felles , ou par d'autres voyes. Je pourrois prevenir l'Hœmorhagie des perfonnes à qui elle arrive plus frequemment , &

que par la même raifon, fi je trouvois le fecret de calmer le mouvement de cette même ferofité, j'arréterois l'Hœmorhagie dans le moment, lorfqu'elle eft arrivée.

J'ay cherché ces deux moyens, je les ay trouvé; les effets fe font rencontré parfaitement conformes au raifonnement que j'en avois fait, & une fi grande fuite d'experience en a confirmé la verité, que je peux répondre auffi hardiment de leur fuccés, que de celuy de tous les autres Remedes dont j'ay à parler icy.

Moyen feur pour arrêter dans le moment l'effufion du fang qui n'eft pas provenuë par la rupture de quelque vaiffeau.

Un Domeftique de M de Mardilly l'a éprouvé.

Dans l'accident il faut prendre en deux cuillerées, une once & demie tout au plus d'un Sirop fait avec l'herbe à Queuë de Cheval, & du Pavot rouge, feulement une à la fois & à un quart d'heure d'intervalle l'une de l'autre. L'once de ce Sirop ne revient qu'à fix fols. En même tems fe retrancher fur fa nourriture, & le lendemain prendre le purifiant lequel fuffit pour prévenir l'Hœmorhagie par l'evacuation des ſeroſités ; mais il faut uſer de ce Remede par précaution auſſi fréquemment que les Hœmorhagies ont accoûtumé d'eſtre frequentes.

L'ancien des Charpentiers de Salins doit ſa vie à ce Remede.

Moyen ſeur pour arrêter tout à coup l'effuſion du ſang qui eſt arrivé au dehors par un fer tranchant, quand on auroit fait l'amputation d'un Membre.

J'ajoûte aux moyens precedens celuy-cy, qui pour ne m'avoir eſté indiqué que par un Payſan, avec bien d'autres que j'ay appris de même dans les voyages que j'ay eſté obligé de faire continuellement juſqu'icy, ne laiſſe pas d'eſtre un Secret auſſi important & auſſi ſûr qu'aucun autre : car comme il n'eſt que pour remedier à un accident du dehors, lequel par conſequent ſe trouve eſtre toûjours d'une même nature, il n'eſt beſoin pour eſtre certain de ſa bonté, que de la ſeule experience.

C'eſt du Maſtic brulé à moitié ou au tiers, qu'on doit reduire enſuite en une poudre tres fine, la paſſer par le Tamis, en jetter tout à coup ſur tous les vaiſſeaux ouverts, enſorte qu'elle les touche, & en remettre toûjours de nouvelle

nouvelle en grande quantité jufqu'à ce
que l'on n'en voye plus fortir de fang.
Alors il fe fera de cette poudre & du
fang un ciment qui ne quittera point
que les vaiffeaux ne foient repris, &
voila comment s'arrête l'Hœmorhagie,
& comment par un même moyen fe gué-
rit la playe, fans qu'il foit befoin de
lever jamais le premier appareil, ny d'y
apporter aucun foin ou autre Remede
que celuy-cy. L'once de ce Maftic revient à deux fols.

Moyen feur pour appaifer dans l'inftant la Colique la plus violente, quand elle ne provient pas de la Pierre ny de la Gravelle.

Ce qui caufe cette Colique eft une
humeur glaireufe dont fe forment des
vents qui eftant mélés parmi les ordures
des Inteftins, gonflent ces parties, &
par ce moyen caufent une douleur fort
cruelle, & empêchent qu'elles ne puiffent faire leur fonction pour l'évacuation des matieres qu'elles contiennent.
J'ay donc jugé qu'un Roffoli preparé
avec l'Anis & la Graine d'Angelique
feroit capable d'appaifer d'abord cet accident, & en fortifiant la partie affligée, & en l'adouciffant par fon on-

D

ction balfamique ; effectivement j'ay .fi bien rencontré , que je peux dire que par le moyen de ce Roſſoli , fi l'on en prend en deux fois une bonne cuillerée, c'eſt à dire la moitié de la cuilliere à un demi quart d'heure de l'autre , la douleur s'évanoüira incontinent comme par enchantement , fans que pourtant la cauſe en foit ôtée , laquelle il faudra évacuer le lendemain par le moyen du purifiant , s'y preparant par un regime convenable. L'once du Roſſoli pour la Colique revient à dix fols.

L'EMPLATRE UNIVERSEL.

C'eſt un eſpece de *Manus Dei*, fait avec l'Huile Roſat, la Cire commune, la Gentiane, les yeux d'Ecreviſſe, & le fin Aimant en petite quantité. L'once de cet Emplatre revient à quinze fols.

Sa proprieté veritable eſt de faciliter fi bien la tranſpiration qu'il procure l'eſ-fort aux humeurs nuifibles , quand elles occuperoient le plus profond de l'endroit où il eſt appliqué. Il eſt aifé de juger fuivant cette vertu fpecifique.

Que par fon moyen l'on foulagera d'abord les douleurs de dents qui fe-ront provenuës de fluxion , en appli-quant cet Emplatre fur les Temples & le long de l'oreille en devant , mais il faut avant que de se coucher user du Sirop que j'ay marqué pour l'Hœmorhagie.

Qu'il fera aussi passer les maux de tête en l'appliquant sur la tête, sur les Temples, & derriere les oreilles. *Mlle Gazon l'aînée*

Qu'en l'appliquant sur une partie du corps qui seroit enflée, sans qu'il y parût de la rougeur, il en ôtera d'abord & la tumeur & la douleur. *Me. la Marquise de Monrevel.*

Qu'en le mettant sur une coupure recente, pourvû que l'Hœmorhagie n'en soit pas considerable, le sang s'arrêtera dans le moment, & l'on ne sentira plus de douleur dans la playe, laquelle se guerira en moins de rien, & souvent sans qu'il soit necessaire de renouveller ny changer le premier appareil. *Me Hautpetit.*

Qu'en l'appliquant sur la paupiere de l'œil qui se trouble ou qui a deja perdu l'usage de la vûë à cause de quelque matiere qui se seroit amassée au dedans, quand ce seroit dans le plus profond, on verra les mêmes matieres dessus l'Emplatre à mesure qu'on le levera, lequel les aura attiré sans faire aucune douleur, & dans peu l'œil sera éclairci & la vûë recouvrée : mais comme pour cet effet il faut qu'il y ait plus d'Aimant fin dans l'Emplatre, c'est pour cela que le gros en revient à quarante sols pour les yeux, comme aussi pour *La fille de Me Dubreuil rue Montmartre, qui avoit perdu la veue, & le valet de chambre de M la Marquise de Murscy qui l'avoit presque perdue d'un œil, l'ont recouvert dans peu, par ce moyen.*

Me d'Or-
sel pour un
Panaris.
Mr Goret-
te Avocat
en Parle-
ment, pour
une Fistule
de 12. an-
nées, restée
d'une mau-
vaise taille.

les Fistules des mal Taillés.

Qu'il n'y aura Ulceres, vieilles playes, & Fistules pour malignes & difficiles qu'elles puissent estre, qu'il ne guerisse, pourvû qu'avant que de l'appliquer l'on frotte tous les jours deux fois la partie affligée avec du Baume de Millepertuis.

Il y a quantité d'autres Remedes que je reserve pour en faire un Traité particulier, qui apprendra tout ce qu'il faut sçavoir pour les appliquer bien à propos, n'ayant pas voulu les comprendre dans ce petit Ouvrage, où je n'ay entrepris de mettre que ceux qui n'ont pas besoin de la presence du Medecin, & à l'égard desquels l'on ne sçauroit point faire de méprise.

Que le Public joüisse donc heureusement de ce petit Recüeil, tandis que je me reserveray le soin de l'augmenter par mes recherches dans Paris & ailleurs, autant que mes moyens me le pourront permettre.

Avis importans contenant plusieurs verités de la Medecine, pour les personnes qui desirent de se servir utilement de cette Méthode naturelle.

C'est une verité constante que la

confervation de la fanté, & fon retabliffement dépendant effentiellement des forces de la Nature, tous les principes, tous les Remedes, & tous les moyens qui tendent à les foutenir, à les menager, & à les augmenter, doivent eftre admis dans la Medecine, & qu'au contraire il en faut bannir tout ce qui tend à les diminuer, comme allant à la deftruction de la Nature. Cette verité eft le fondement de toutes les autres fuivantes, que j'en tire comme autant de confequences neceffaires.

SUR LE REGIME EN GENERAL.

1. Que le bon regime eft le meilleur moyen pour fe procurer une bonne fanté, & pour s'y conferver.

2. Que le regime n'eft bon qu'autant qu'il eft propre pour reparer le corps humain.

3. Que la parfaite reparation depend de la bonne qualité des alimens, & de les prendre dans une jufte quantité.

4. Que la qualité des alimens ne pouvant eftre bonne que par rapport aux perfonnes qui en ufent, elle ne fe peut connoître que par l'épreuve que chacun en fait en foy-même.

5. Qu'en general, tout ce qui eft amer, ou acre, ou acide, ou falé, ou

doux , ou de quelque autre qualité , s'il repugne au goût , c'est un signe infaillible qu'il n'est pas propre pour la reparation.

6. Que la quantité des alimens pour estre juste doit estre proportionnée. I. Au besoin que l'on sent de prendre de la nourriture. 2. Au naturel & à l'habitude de la personne , si dans celle qu'elle a pour son boire & pour son manger , elle n'en a pas une moins bonne santé.

7. Qu'il y a un faux besoin que l'on sent trop tôt aprés avoir mangé , dont il faut se defier comme d'une maladie.

8. Qu'il faut que le besoin pour estre naturel se rapporte. I. A la vivacité du temperament. 2. Au travail de l'esprit & du corps. 3. Au sommeil par le moyen duquel l'estomach prend une nouvelle vigueur pour la digestion , & distribuant les sucs qu'il contient , donne place à de nouveaux alimens.

9. Qu'il est dangereux de se fier trop à son appetit , parce qu'il pourroit estre grand dans l'Orifice superieur de l'estomach , pendant que le fond seroit plein d'ordures qui corromproient les alimens.

10. Que l'appetit subsistant, le fond de l'estomach ne laisse pas d'estre occupé , lorsqu'aprés avoir mangé l'on en

ſent ou de la douleur ou de l'oppreſſion, ou des vapeurs.

11. Que quand l'appetit & le beſoin ſont faux, c'eſt à la raiſon de les regler.

12. Que ſi le jeûne eſtant moderé, eſt utile à la ſanté, il ne luy eſt pas moins nuiſible, lorſqu'il eſt immoderé, ſoit parce que la Nature en eſt trop affoiblie, ſoit parce que les mauvaiſes humeurs eſtant ſeules ſans rien qui les tempere, exercent plus leur violence contre l'eſtomach.

Sur la Boiſſon en particulier.

1. Qu'il y a deux ſortes de Soif, l'une naturelle que l'on appaiſe en beuvant, l'autre contre Nature dans laquelle plus en boit plus on veut boire.

2. Que l'on doit boire à ſa ſoif lorſqu'elle eſt naturelle, mais que le meilleur moyen d'appaiſer une ſoif qui s'irrite par la boiſſon, comme il arrive dans les cours de ventre & aprés les purgations, c'eſt de la ſouffrir & de ne pas paſſer la quantité ordinaire de la boiſſon en reglant les intervalles, n'y ayant rien de plus dangereux que de remplir tout à coup les vuides du corps, ſur tout avec de l'eau ou de la tiſane, & encore plus lorſqu'elle ne paſſe pas.

3. Que dans les évacuations, quand bien

il y auroit une grande fiévre, un peu de bon vin avec autant d'eau rafraichit davantage que la tifane, & convient mieux pour rétablir les forces du corps diminuées par fes épuifemens.

4. Que dans une foif infatiable il n'y a rien de fi efficace pour s'en délivrer, que de fe rafraichir continuellement à fond le gofier avec quantité d'eau tres-froide & un filet de fort vinaigre : Que le fommeil y eft auffi fouverain, fur tout quand la falive ne defcend pas du cerveau. Que le vomiffement y eft neceffaire dans les maux de cœur, ou quand on fent des bouffées de feu dans la bouche aprés avoir bû ; Qu'il y convient mieux de boire de la decoction de Celeri un peu tiede, lorfque la falive eft falée ; & qu'enfin fi la bouche eft amere, il eft plus à propos de fe foulager ou par l'ufage de cette poudre admirable de Beaulieu contre la bile, que vend le Sr Sauvage à dix fols l'once, dont on fait une infufion de prés de deux onces dans une chopine de petit lait tout boüillant, pendant une nuit, que l'on doit prendre chaude en deux fois à une heure l'une de l'autre avec un boüillon deux heures aprés la premiere prife. Ou avec mon grand ou mon petit Antidote qui n'eft autre chofe que le Remede qu'on diftribuë de la part du Roy, mais dulcifié.

C'eft un Apoticaire Droguifte de Paris prés de la Madelaine

Ce Remede a des effets furprenans dans toutes les maladies preffantes.

FIN.